Slavica Bogdanov

Caderno de exercícios para praticar a lei da atração

Ilustrações de Jean Augagneur

Tradução de Francisco Morás

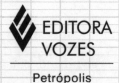

Petrópolis

© Éditions Jouvence S.A., 2013.
Chemin du Guillon 20
Case 143
CH-1233 — Bernex
http://www.editions-jouvence.com
info@editions-jouvence.com

Tradução realizada a partir do
original em francês intitulado
Petit cahier d'exercices
pour pratiquer la loi de
l'attraction

Direitos de publicação em
língua portuguesa — Brasil:
2017, Editora Vozes Ltda.
Rua Frei Luís, 100
25689-900 Petrópolis, RJ
www.vozes.com.br
Brasil

Todos os direitos reservados.
Nenhuma parte desta obra poderá
ser reproduzida ou transmitida
por qualquer forma e/ou quaisquer
meios (eletrônico ou mecânico,
incluindo fotocópia e gravação)
ou arquivada em qualquer sistema
ou banco de dados sem permissão
escrita da editora.

CONSELHO EDITORIAL

Diretor
Gilberto Gonçalves Garcia

Editores
Aline dos Santos Carneiro
Edrian Josué Pasini
Marilac Loraine Oleniki
Welder Lancieri Marchini

Conselheiros
Elói Dionísio Piva
Francisco Morás
Ludovico Garmus
Teobaldo Heidemann
Volney J. Berkenbrock

Secretário executivo
Leonardo A.R.T. dos Santos

Editoração: Leonardo A.R.T. dos Santos
Projeto gráfico: Éditions Jouvence
Diagramação: Sheilandre Desenv. Gráfico
Revisão gráfica: Fernando Sergio
Olivetti da Rocha
Capa/ilustrações: Jean Augagneur
Arte-finalização: Editora Vozes

ISBN 978-85-326-5642-1 (Brasil)
ISBN 978-2-88911-408-5 (Suíça)

Este livro foi composto e impresso
pela Editora Vozes Ltda.

Dados Internacionais de Catalogação na Publicação (CIP)
(Câmara Brasileira do Livro, SP, Brasil)

Bogdanov, Slavica
    Caderno de exercícios para praticar a lei da atração /
Slavica Bogdanov ; ilustrações de Jean Augagneur ;
tradução de Francisco Morás. — Petrópolis, RJ : Vozes,
2017. — (Coleção Praticando o Bem-estar)

    Título original: Petit cahier d'exercices pour pratiquer la
loi de l'attraction

    8ª reimpressão, 2023.

    ISBN 978-85-326-5642-1

    1. Atração 2. Autorrealização 3. Sucesso — Aspectos
psicológicos I. Augagneur, Jean. II. Título. III. Série.

17-08618   CDD-158

Índices para catálogo sistemático:
1. Lei da atração : Poder do pensamento : Psicologia
158

Prefácio

O objetivo deste caderno de exercícios é ensiná-lo a atrair para si o melhor em todos os aspectos da vida graças à lei da atração. Seguindo os conselhos e os exercícios apresentados neste caderno, você será capaz de usar a lei da atração de maneira positiva.

E estará em condições de atrair para si tudo aquilo que desejar.

Com este pequeno caderno você aprenderá a livrar-se da energia negativa que mina seu cotidiano. As noções aqui veiculadas têm por objetivo levá-lo a uma paz interior maior, a uma vida mais feliz e mais harmoniosa. Você obterá os instrumentos necessários para viver o melhor de si e tornar-se mestre de seu próprio universo interior.

Este caderno de exercícios foi desenvolvido para as pessoas que desejam aumentar a qualidade de suas vidas. Os exercícios e as noções desta obra foram elaborados ao longo de vários anos de pesquisas e estudos. Eles foram testados e deram a inúmeras pessoas a oportunidade de melhorar suas vidas.

Dominando os conceitos propostos nesta obra, você também terá a oportunidade de melhorar grandemente sua vida e a dos que o cercam.

Parabéns! Você começou uma bela aventura rumo ao sucesso.

O que é a lei da atração?

A lei da atração é universal e está presente em todos os momentos da vida. Em sua mais simples expressão, ela se explica pelo dito: "Diga-me com quem anda e eu lhe direi quem você é".

O mundo que o cerca é composto de energia: seu corpo, a natureza... inclusive seus pensamentos. A lei da atração estipula que a energia produzida por seus pensamentos atrai uma energia similar.

> *"A energia não pode ser criada nem destruída, ela só pode mudar de forma." Albert Einstein*

Os pensamentos sob forma de energia emitida se transformam e geram outras formas de energia que vão atrair as experiências que você vive. A lei da atração existe, acredite ou não.

Você atrai constantemente para si (seja deliberadamente ou por omissão) as experiências refletidas por seus pensamentos.

> **Aquilo sobre o qual você dirige sua atenção vai adquirindo proporções sempre maiores.**

O poder de atração produzido pela energia de seu pensamento é proporcional à emoção que você lhe associa. Quanto mais forte for sua emoção ao pensar em algo particular (positivo ou negativo), maiores serão suas probabilidades de atrair as mesmas circunstâncias em um futuro próximo. Em outros termos: **aquilo sobre o qual com frequência você pensa (associando-lhe uma emoção) vai ser atraído em sua vida**. A maior parte das pessoas reage diante daquilo que não gosta (dívidas, doença, uma carência ao nível relacional). Por consequência, estes indivíduos atraem para si mais razões para lamuriar-se. Você pode aprender a usar a lei da atração para atrair para si o melhor na vida. Vale a pena acompanhar algumas etapas para assimilar seus princípios e dominá-los.

Como aplicar essa lei universal?

Dado que tudo é energia (mesmo os nossos pensamentos), e que toda energia atrai uma energia similar pela força da lei da atração, é necessário formular pensamentos positivos para atrair mais acontecimentos positivos na vida. Geralmente somos mais receptivos às histórias de azar e acreditamos mais nos dias começados "com o pé esquerdo". Se você é uma dessas pessoas que difundem energia por esse tipo de pensamento, por palavras ou sentimentos, necessariamente irá atrair para si pessoas, acontecimentos e experiências negativas.

Em última análise, graças à lei da atração, cada pessoa atrai para si o dia que ela almeja ter. Utilizando positivamente a lei da atração, você tem a opção de começar o seu dia "com o pé direito", com "mais sorte", e assim atrair para si o melhor que imagina merecer.

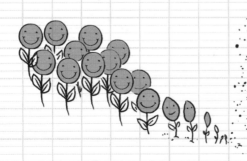
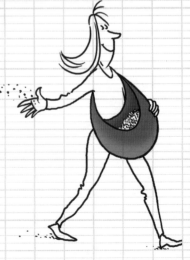

> *"Mudando sua maneira de olhar as coisas, as coisas que você olha também mudam."* Dr. Wayne Dyer

Se você pensa, fala e age positivamente, certamente emitirá e transmitirá emoções e energias positivas. Por consequência, vai acabar atraindo pessoas, acontecimentos e experiências positivos em sua vida. É de seu interesse, portanto, mudar sua energia interior a fim de atrair o melhor.

Como todos os que usam positivamente a lei da atração, você poderá fazer a experiência de eventos aleatórios e coincidências fortuitas. Assim terá a impressão de viver momentos mágicos em sua vida, e as pessoas ao seu redor poderão ficar surpreendidas ao vê-lo gozando de tamanha felicidade.

Você pode transformar sua vida.

Também tem essa escolha.

Em última análise, sua única responsabilidade na vida é a de conquistar a própria felicidade. Você pode ser bem-sucedido em todos os domínios da vida: só depende de você!

Responsabilização

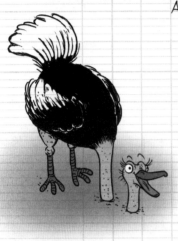

A fim de poder usar integralmente a lei da atração para atrair o melhor para a sua vida, é importante que você reconheça sua parcela de responsabilidade em tudo o que lhe acontece.

Esta é a primeira etapa e, talvez, a mais difícil: aceitar a própria responsabilidade em tudo o que acontece em sua vida. Saiba que você atrai tanto as experiências positivas quanto os problemas.

Não culpe ninguém por sua situação atual. Sinta-se o único responsável.

Descreva abaixo um acontecimento que você considera particularmente negativo e considere sua parte de responsabilidade.

....

....

....

....

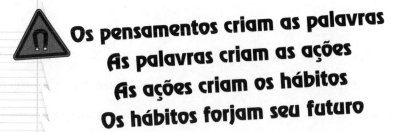

**Os pensamentos criam as palavras
As palavras criam as ações
As ações criam os hábitos
Os hábitos forjam seu futuro**

Você colhe o que semeou: o presente é fruto de suas ações passadas. Portanto, o futuro dependerá de seus pensamentos presentes. Se você desenterrar seu passado hoje, provavelmente o reproduzirá amanhã.

"O que vemos em nosso presente não é senão o remanescente de nossos pensamentos e ações passadas." James Arthur Ray

Aceitando essa lógica, você aumentará exponencialmente sua capacidade de transformar seu futuro.

Com efeito, se você é o único responsável por seu futuro, é sinal de que atingiu a liberdade de fazer o que deseja.

Se você mudar sua maneira de pensar e de se comportar, seu futuro também mudará.

Plenamente ciente de ser responsável por seu presente, você é o único garantidor de seu futuro. Você tem o poder de transformar a sua vida. O passado não tem mais nenhum poder sobre o seu futuro.

A fim de aprender a mudar o seu futuro, você pode começar mudando o sentido de seu passado, tirar dele lições, mas deixando-o lá onde ele está: no passado.

Descreva uma história pessoal que você considera um fracasso e mude sua significação. Descreva os acontecimentos como eles se produziram sem associar-lhes nenhuma emoção. Tire em seguida as conclusões dessa história. Reescreva o acontecimento tal como você gostaria que ele tivesse terminado.

O fracasso: um primeiro passo rumo ao sucesso

Depois do fracasso, vem o sucesso. Um não acontece sem o outro. A tempestade não dura eternamente. Saiba que o sol continua brilhando por detrás das nuvens, e que ele acabará se mostrando.

Aprenda com os fracassos, e aceite-os como lições de vida. Sem tirar a lição de um erro cometido, corre-se o risco de repeti-lo. Compreendido isso, avance!

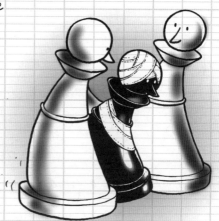

"Todos querem surpresas. Mas só queremos as surpresas almejadas. As outras, preferimos chamá-las de problemas. Para crescer, no entanto, precisamos de ambas." Anthony Robbins

O fracasso geralmente é o resultado de um hábito nefasto que precisa ser modificado.

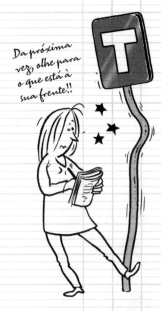

O fracasso pode igualmente ensinar-lhe sobre um desequilíbrio muito grande em alguma área de sua vida: nas finanças, na família, na saúde. Não onere demasiadamente um setor de sua vida para tentar ser bem-sucedido em outro.

O fracasso geralmente reflete uma falta de confiança em si mesmo, pois muitos aceitam certas circunstâncias sofridas por desapontamento ou desânimo pensando: "Isto é melhor do que nada..."

O fracasso sobrevém a longo prazo quando não superamos os nossos próprios limites (ainda por falta de confiança em nós mesmos). Ele em geral se traduz por arrependimentos: "eu devia ter; eu podia ter". Aprenda a sair de sua zona de conforto.

Para aprender a caminhar, urge dispor-se a assumir o risco de cair; e cair pode ser uma lição a mais nesse aprendizado. Um fracasso acontece quando atraímos para nós uma situação não desejada. É importante concentrar-se não sobre o medo de fracassar, mas sobre o resultado almejado.

A fim de estar em condições de melhorar a própria vida, é importante fazer um balanço de sua situação atual para compreender o que pretende melhorar.

No círculo central abaixo, **indique seu nível de satisfação, de 1 a 10** (10 sendo o mais alto nível), **relativo a cada setor de sua vida.** Nos setores em que você não se dá a nota 10, escreva em uma frase o que poderia aumentar essa cifra.

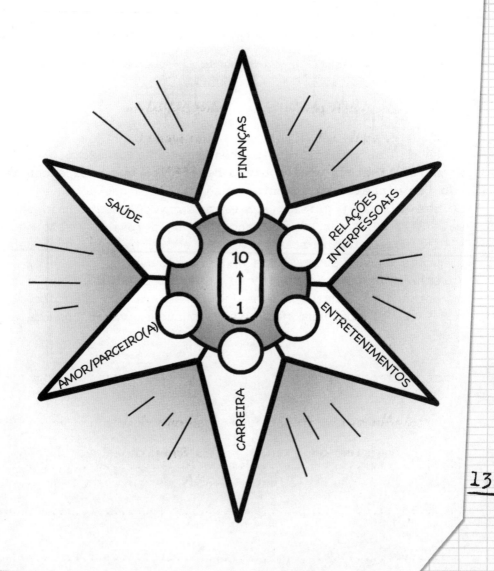

Você se beneficia de seus problemas?

Além de ser responsável por tudo o que lhe acontece, é necessário que você se dê conta do benefício obtido em cada situação vivida.

De fato, você não estaria onde está hoje se nada o tivesse encorajado a sair da situação em que se encontrava.

Pense em uma situação que pretende mudar. Por exemplo: ter mais dinheiro. **Escreva abaixo cinco benefícios que você encontra para não ter dinheiro suficiente.** Isso fará com que você veja as coisas sob outro prisma. Por exemplo: você pode considerar que é mais difícil suportar a mudança do que a rotina, mesmo que esta última pareça insuportável. Alguns adoram ser o centro das atenções ao se verem diante de dificuldades e, portanto, "preferem" estar sempre diante de "dificuldades". Para outros, no entanto, é a busca do desafio constante que lhes proporciona bem-estar e, por essa razão, não conseguem viver "comodamente".

....

....

....

....

....

Isso exige honestidade para consigo mesmo e, graças a ela, você consegue melhorar sua própria vida. Assim, evidenciando os benefícios obtidos de cada problema, você estará em condições de mudar esse condicionamento e substituí-lo por uma forma de gratificação mais apropriada.

Lembre-se: você atrai para si cada circunstância de sua vida. Saiba, pois, as razões que o levam a atrair essa ou aquela circunstância negativa e aprenda como deixar de atraí-la mudando os motivos e as razões que o levam a agir.

Pense positivamente

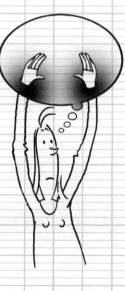

A fim de atrair para si o melhor da vida, é importante munir-se de pensamentos positivos.

Se você só pensa em carências, dívidas e desgraças, vai acabar atraindo-as ainda mais.

À primeira vista, pensar positivamente parece mais difícil.

Isso talvez se deva ao fato de todos nós termos a tendência de nos repetir certas frases negativas.

Além do mais, todos nós temos um "sabotador" interior.

O "sabotador" é aquela pequena voz que sempre repete que você não vai conseguir chegar aos seus objetivos, que não é suficientemente bom, que jamais será bem-sucedido, que nunca terminará o que começou...

Para despachar seu "sabotador", saiba reconhecê-lo. **Dê a ele um nome:**

....

Cite as frases que regularmente o "sabotador" lhe murmura na surdina:

....

....

....

Escreva as respostas positivas que você lhe dirigirá na próxima vez que ele tentar desencorajá-lo:

....

....

....

Atrair é como trabalhar um jardim

> *"Quem pensa na própria felicidade a encontra."*
> *Jean Prieur*

Os pensamentos negativos são como ervas daninhas que crescem no jardim de sua mente. Estas ervas cresceram porque certos pensamentos negativos foram semeados ao longo de sua infância. Elas impedem o surgimento das flores, ou o florescimento dos pensamentos criativos em sua mente.

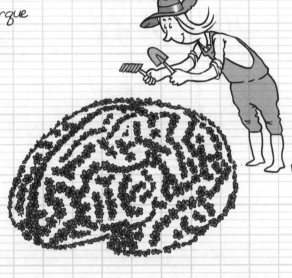

A melhor maneira de remediar a situação é tornar-se uma espécie de jardineiro de seu cérebro: arranque

17

toda erva daninha (até a raiz) e plante uma semente positiva em seu lugar.

Para arrancar as ervas daninhas ou os pensamentos ne-gativos, é necessário ir às raízes. Pensamentos como: "você é um nada", "você é grosso e rude", "você não conseguirá nada de bom"... não têm nenhum fundamento real e só exprimem opiniões obsoletas. Depende de você lhes dar ou não peso e valor.

Você tem o poder de substituí-los por pensamentos positivos tais como: "estou cheio de energia", "rejuvenesci com o tempo, estou cheio de saúde", "já tive muitos sucessos e terei outros"...

Este parece ser um trabalho de longo fôlego, mas o resultado compensa. De tanto afastar o pensamento negativo e substituí-lo por um positivo, este último sobrepor-se-á. Quanto mais você trabalhar o seu "jardim", mais fácil será seu cultivo, e mais benéfica sua colheita.

Escreva abaixo os pensamentos negativos que lhe vêm à mente e os substitua por pensamentos positivos.

Você pode também substituir um hábito negativo que não o leva a nada de concreto por um positivo que o leve na direção do objetivo almejado

Pensamentos negativos	Pensamentos positivos

É necessário controlar todos os seus pensamentos?

Milhares de pensamentos forjam seu cotidiano e é muito improvável que você consiga controlá-los totalmente.
Como proceder então?
Em primeiro lugar, saiba que essa é uma das razões pelas quais a lei da atração age com certo atraso, mas isso também permite que você mude de opinião ou pense diferentemente.
De fato, se você atraísse imediatamente para si tudo aquilo sobre o qual pensa, certamente teria dificuldade em administrar as inúmeras catástrofes resultantes. O Universo fez as coisas bem-feitas!

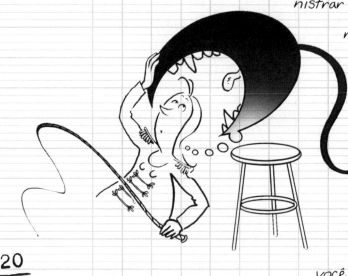

Quanto mais rápido e volumoso é o fluxo de seus pensamentos, mais lentamente a lei da atração age. Quanto mais lentamente você reflete, dedicando o tempo necessário para escolher o que quer, mais rapidamente a lei da atração age.

Antes de tentar desacelerar ou controlar seus pensamentos (mais adiante veremos um meio eficaz), busque compreender o tipo de energia que eles emitem colocando-se à escuta de seus próprios sentimentos.

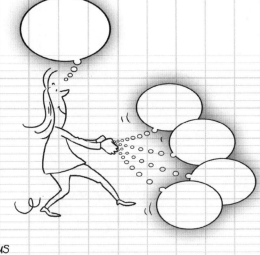

De fato, a lei da atração age seguindo a orientação da energia que está em você. Em última análise, o que você mais deseja é obter o máximo de energia positiva. Pois bem, busque então conhecer a fundo seus pensamentos, prestando mais atenção ao que você vive.

> "Aquilo sobre o qual você pensa e sente e o que de fato se manifesta é sempre idêntico." Esther Hicks

Seu instinto, sua intuição e seu ventre captam a energia que seus pensamentos transmitem. Tão logo uma energia negativa aparece, seu ventre se embrulha, e logo um mal-estar se apresenta. Com pensamentos positivos você fica mais relaxado e sorridente.

Use seus sentimentos ou emoções como guias para indicar o gênero de pensamentos que perpassam sua mente.

Para utilizar positivamente a lei da atração, substitua suas emoções negativas por emoções positivas. Pense em alguma coisa que o faz feliz ou ouça uma música que o deixe de bom humor. Respire profundamente. A respiração pode ajudá-lo a controlar suas emoções. Você modifica assim o tipo de energia que projeta.

Evite duvidar

A dúvida é inimiga do sucesso, pois, por si só, ela dita os limites de seu sucesso.

> *Lembre-se:* sempre é possível ultrapassar os próprios limites e superar-se. Hoje pode lhe parecer natural se levantar, correr, ou ler estas linhas. Houve um tempo em que você sequer sonhava com isso. Como esse tempo parece efêmero e longínquo!

Pense em outros momentos da vida em que superou um obstáculo. Ele parecia tão grande naquele momento, mas, uma vez resolvido, tornou-se insignificante.

Cada vez que seu "sabotador" interno o faz duvidar de suas próprias capacidades, você passa a enviar ondas negativas que podem determinar seu fracasso.

Descreva seus últimos dez sucessos. Tente lembrar-se de como, na ocasião, você se sentiu. E agora, como se sente?

....

....

....

....

....

....

....

....

Quando vivemos uma experiência que terminou de maneira negativa, chegamos a imaginar um final semelhante se as mesmas premissas se apresentarem novamente.

Para pôr fim a esse círculo vicioso, é importante abandonar a projeção negativa dos acontecimentos passados.

Para tanto, uma maneira eficaz é não generalizar.

> *"A inquietação não esvazia o amanhã de seu problema, ela esvazia a força do hoje."* Corrie Ten Boom

A dúvida é uma forma de medo. Este último é necessário para indicar que você está chegando a uma nova etapa em sua vida. Saber dar esse passo permite aumentar sua confiança pessoal e se superar. Quando você se sente atormentado pelo medo, questione sobre o fundamento desse temor. Assim você perceberá que, em geral, o medo procede de ninharias.

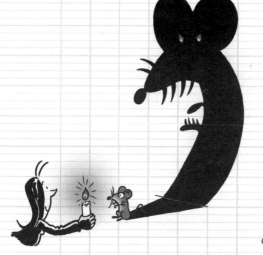

A dúvida mostra o medo do desconhecido, que pode ser vencido por um maior conhecimento dos elementos que precisam ser esclarecidos. Você pode ler ou pedir ajuda a outros que superaram essa situação e aprender como fazê-lo. Você não está sozinho. Existe pelo menos uma pessoa que passou por isso e que escreveu sobre o assunto.

Saber o que se quer

Antes de sermos capazes de aplicar a lei da atração para atrair tudo o que queremos na vida, é muito importante saber exatamente o que queremos.

> "A primeira razão pela qual as pessoas não conseguem obter o que querem é o fato de elas não saberem o que querem." Haro T. Eker

Uma das melhores maneiras de conhecer o que pretendemos receber é anotar tudo o que não queremos e escrever seu oposto. Em seguida, trata-se de concentrar-se naquilo que queremos para atrair ainda mais. Sonhe grande! Nada o impede de fazê-lo!

Eu não quero	Por isso quero

Imagine-se uma pessoa ilimitada (financeira, material e pessoalmente...). **Descreva então quais seriam seus objetivos em cada um dos domínios abaixo:**

Saúde..

Amor...

Relações de amizade..

Relações familiares..

Trabalho...

Dinheiro...

"Mire na lua. Assim, mesmo errando o alvo, você aterrissará entre as estrelas!" W. Clement Stone

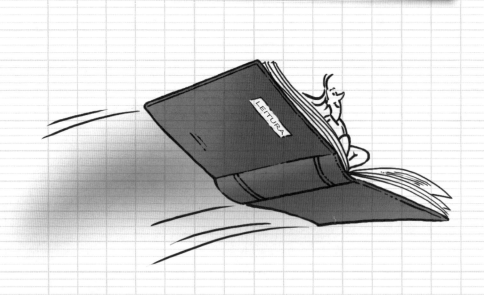

É importante escolher o que realmente lhe dará prazer e não apenas o que quer fazer para dar prazer aos outros.

Para se obter algo, o saber é indispensável. Lembre-se de que você provavelmente precisará adquirir mais conhecimentos para poder evoluir.

O juramento

Um método eficaz para obter o que queremos é identificar um objetivo único e preciso e fazer o juramento de que o alcançaremos. O objetivo deve ser bastante preciso e definido de maneira positiva.

Caso você queira, por exemplo, emagrecer, falará em termos de "livrar-se de uns quilinhos a mais", com o número exato de quilos (não em perda de quilos, pois perder peso é uma maneira negativa de ver o seu obje- tivo). Escreva o número exato de quilos, ou quanto, em centímetros, você deseja atingir.

Se você pretende pagar suas dívidas, escreva então que deseja ganhar um montante de... seguido do mon- tante preciso. As dívidas são negativas, e pensar nelas as atrairá ainda mais.

Se você deseja encontrar sua alma gêmea, descreva precisamente as qualidades que busca na outra pessoa.

Se você quer mudar de emprego ou encontrar um, escreva precisamente o tipo de emprego que lhe interessa.

É necessário definir uma data-limite para obter seu resultado e estabelecer o que vai oferecer em troca.

É importante que o desafio fixado seja alcançável.

> *"Uma vez que você toma uma decisão, o Universo conspira em favor de sua realização." Ralph Waldo Emerson*

Lembre-se: o Universo age com a rapidez de um relâmpago. Quando você foca com firmeza em seu objetivo, ele lhe oferece inúmeras oportunidades. Saiba aproveitá-las rapidamente, tomando as boas decisões no momento certo. Essas boas decisões são as que vibrarem positivamente em seu íntimo.

Seu juramento:

Eu,

....
(seu nome)

Prometo ser bem-sucedido em

....
(seu objetivo)

Antes de ....
(data limite)

E prometo ....
(ações que fará em troca)

para chegar lá.
Estou certo(a) e confiante
de ser bem-sucedido(a)

_____

Assinatura

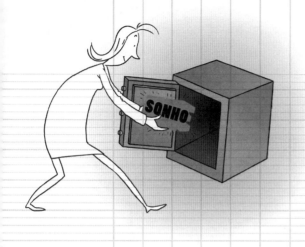

Compartilhar seus sonhos é, às vezes, dividi-los

Alguém pode julgar seus objetivos com seus próprios limites e corre o risco de (mesmo inconscientemente) cortar seu impulso (geralmente para protegê-lo a fim de que você não se fira nem se decepcione). Isto pode desencorajá-lo e lançar dúvidas e temores.

> *Lembre-se:* cada pessoa é diferente, e os limites dos outros não são os seus.

A partir do momento em que você justifica seus sonhos ou decisões, você cria a primeira brecha no desprendimento (que será descrita mais abaixo), vital para o funcionamento positivo da lei da atração.

Escolha a companhia de pessoas mais bem-sucedidas do que você, mentores e amigos positivos que o encorajem em suas iniciativas.

Nomeie abaixo as pessoas que você conhece e indique antecipadamente aquelas com as quais não compartilharia seus sonhos.

....

....

....

A ação

A diferença entre um objetivo e um sonho: o objetivo comporta uma data-limite para a sua realização, bem como um plano de ação.

"Os pensamentos conduzem aos sentimentos. Os sentimentos conduzem às ações. As ações conduzem aos resultados." Haro T. Eker

Para cada objetivo que você se fixou acima, **assinale um primeiro passo**, uma primeira ação a empreender, a mais simples possível. Descreva a próxima etapa e parta para a ação sem hesitar. E assim sucessivamente.

....

....

....

Faça seu juramento e fragmente seu objetivo em etapas mais fáceis de alcançar, em objetivos mensais e, em seguida, em objetivos semanais.

Por exemplo: se você quer emagrecer 10kg em 6 meses, divida o total por 2, em seguida por 2 novamente, e assim sucessivamente.

Escreva então o maior número de ações que você deve fazer para chegar ao seu objetivo. Talvez tenha de organizá-las por ordem de prioridade. Faça esse exercício até chegar ao menos a uma ação por dia para chegar ao final de seu objetivo.

Maravilha! Um metro de fato. Passemos ao segundo!

> **"Uma viagem de mil léguas sempre começa com o primeiro passo." Lao Tsé**

Se você deseja ganhar mil reais a mais nos próximos seis meses, indique as etapas a seguir para alcançar seu objetivo. Por exemplo: reduzir suas despesas, pedir um aumento de salário, aumentar seus conhecimentos em sua especialidade a fim de tornar-se mais indispensável e, portanto, aumentar o valor individual enquanto empregado; trocar a conta-poupança por investimentos mais elevados; aprender mais sobre rendimentos passivos...

Agindo em busca de seu objetivo, o Universo mobilizar-se-á para vir em sua ajuda e trazer-lhe mais soluções e apoios.

> *Lembre-se:* todo objetivo é alcançável se houver um plano de ação adequado. Se você fracassa, isso não significa que seu objetivo seja inatingível, mas que seus hábitos devem mudar e seu plano deve ser retificado.

O porquê é o motor do como

Quanto mais motivadoras forem as razões que o impulsionam a alcançar um objetivo, mais fácil se torna encontrar os meios para levá-lo à sua realização.

Para utilizar a lei da atração, você não precisa saber como vai conseguir o que deseja. Aliás, ao questionar-se sobre o "como", você corre o risco de duvidar de suas próprias capacidades e, consequentemente, de prejudicar seu poder de atração. É muito mais importante conhecer os motivos que o levam a visar um determinado objetivo e não outro.

Faça seu juramento e escreva em cada flecha abaixo uma razão inspiradora que o motiva a ser bem-sucedido. Por exemplo: se deseja ter mais dinheiro, anote o que o dinheiro lhe permitirá comprar. Se for questão de saúde, escreva o que isso lhe permitirá fazer...

➤ ....   ➤ ....

➤ ....   ➤ ....

Lembre-se: o Universo se encarrega de achar o meio mais rápido de levá-lo ao seu objetivo, e existe uma infinidade deles. Muitas vezes você só se dá conta de alguns deles, visto que embasa seu raciocínio na realidade observada no aqui e no agora, conjugando-a com a experiência passada. Ora, o futuro está em constante movimento, e pode oferecer-lhe muito mais meios do que você imagina.

A partir do momento em que você se sente estimulado por razões empolgantes, seu subconsciente olha intensamente ao seu redor em busca de indícios que lhe permitam alcançar seu objetivo da maneira mais direta e rápida possível.

Portanto, é necessário desejar ardentemente realizar o objetivo pessoal, sem jamais perdê-lo de vista.

A lei da atração lhe oferece um prazo de reação para mudar de ideia. Se estiver seguro do que deseja e acredita merecê-lo, persevere então em sua busca, e comprove sua determinação pessoal.

Se você teme não alcançar seu objetivo, ou (quase sempre inconscientemente) imagina não o merecer, então você carece de confiança em si mesmo. Confiança em si mesmo e autoestima são coisas que se aprende!

O amigo de seu amigo é seu amigo

O Universo lhe atribuirá o mesmo valor que você se atribuir. Se sua autoestima é baixa, certamente atrairá para si indivíduos e circunstâncias que refletem o seu nível de autoestima.

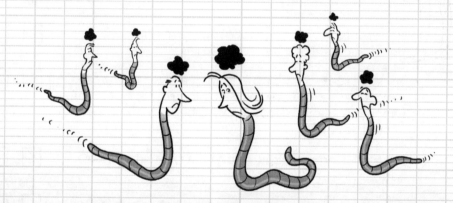

A baixa autoestima transmite ondas negativas que remetem o indivíduo ao que ele imagina merecer. Para superar tal impasse, certifique-se de valer mais, e sempre aja segundo esse princípio.

"... portanto, um dos meios mais poderosos de transformar sua vida é conscientizar-se de suas crenças e de seus sentimentos em relação a si mesmo." Dr. John Demartini

EU TE AMO MESMO ASSIM!

Reflita um instante sobre a maneira como você age consigo mesmo, e imagine sua reação se um amigo o tratasse da mesma forma:

	Frequentemente	Sempre	Raramente	Nunca
• ao apontar seus defeitos no espelho franzindo as sobrancelhas, sem jamais sorrir.	☐	☐	☐	☐
• ao criticar-se regularmente e ao julgar-se severamente por ter cometido um erro ("você não sabe o que diz; é um imbecil; só faz asneiras...").	☐	☐	☐	☐
• ao não cumprir suas promessas, e até mesmo mentir.	☐	☐	☐	☐
• ao envenenar-se com comida e bebida que nos fazem mal.	☐	☐	☐	☐
• ao deixar de praticar esportes e comprometer sua saúde não dormindo suficientemente.	☐	☐	☐	☐
• ao nunca limpar sua casa, ou apenas limpá-la para as visitas, ou mesmo preparar pratos especiais somente quando recebe algum hóspede.	☐	☐	☐	☐

Se você se sente inferior aos outros, pergunte-se por quê?
E tente dizer a si mesmo que você merece mais.
Não faça a si mesmo o que não desejaria que os outros lhe
fizessem.
"Ajude-se, e os céus o ajudarão."

> *Lembre-se:* você é a pessoa com a qual vai passar o mais longo período de sua vida. Não desista de si mesmo. Cuide-se! Diga a si mesmo que você é seu melhor amigo, e aja consequentemente.

Amar-se é ser bem-sucedido

Imagine uma pessoa que lhe falta com o respeito, que mente,
que o insulta e o critica continuamente...
Você tentaria ajudar ou agradar esse indivíduo? Se, mesmo
assim, essa pessoa não cessasse de importuná-lo, certamente você se cansaria dessa relação e tentaria afas-
tar-se dela a qualquer preço.

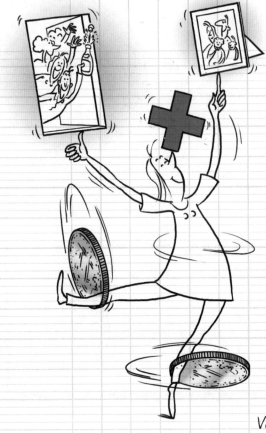

Quando as pessoas amam pouco a si mesmas tratam-se exatamente como aquele inimigo do qual tentamos nos livrar. Aliás, essa é uma das razões pelas quais alguns buscam "consolo" no álcool, no fumo, no jogo, na sexualidade desenfreada, no trabalho...

O Universo se nega a socorrer quem carece de amor-próprio.

Você pode aumentar sua autoestima prometendo menos, mas guardando suas promessas, comendo de forma mais saudável, praticando mais esportes, mantendo sua casa mais arrumada e limpa, cuidando de sua própria aparência, cozinhando para si os pratos preferidos, elogiando-se e dando-se presentes (um dia em um spa, um jantar em um restaurante), salientando suas qualidades físicas, analisando melhor seus deslizes...

Desenvolvendo seu amor-próprio, ou sua autoestima, você tomará mais rapidamente as boas decisões, e reconhecerá igualmente os caminhos mais diretos para alcançar seus objetivos.

Lembre-se: amar-se é ser bem-sucedido, e ser bem-sucedido é manter um equilíbrio sadio entre o dinheiro, a saúde, a família e os amigos. Não perca de vista um domínio de sua vida para alcançar algum objetivo em outro domínio. Caso contrário, você estará novamente em posição de desequilíbrio e ver-se-á de novo diante de obstáculos.

"Diga-me com quem anda e eu lhe direi quem você é."

"Seu futuro se assemelhará à média daquelas cinco pessoas com as quais você passa a maior parte de seu tempo." Jim Rohn

Fique atento à vida que levam as pessoas com as quais você passa a maior parte de seu tempo.

- *São pessoas positivas ou negativas?*

....

- *Sempre se lamentam de dores físicas?*

sim ☐   não ☐

- *Estão elas empregadas?*

sim ☐ não ☐

- *Mantêm um relacionamento a dois?*

sim ☐ não ☐

- *Passam por dificuldades financeiras?*

sim ☐ não ☐

- *Elas o encorajam a ser bem-sucedido?*

sim ☐ não ☐

- *A vida que elas levam se assemelham à que você deseja para si mesmo?*

sim ☐ não ☐

Saiba que, ao usar a lei da atração para obter o melhor para si, algumas pessoas de seu entorno inevitavelmente vão ser mais parceiras do que outras.

As pessoas que o cercam neste momento refletem o que você pensa de sua vida atual. Se você deseja uma mudança em seu futuro, provavelmente terá de mudar de círculo de relacionamentos.

Caso deseje aumentar a qualidade de seu entorno, torne-se uma pessoa melhor, já que é isso que as pessoas mais buscam.

A fim de atrair pessoas positivas, torne-se essa pessoa positiva com a qual gostaria de se encontrar.

Faça uma lista das qualidades que você aprecia em alguém. Em seguida, sublinhe as que já fazem parte de sua vida. Quanto às demais, é possível aprender a desenvolvê-las: "Diga-me com quem anda e eu lhe direi quem você é".

. . . .

. . . .

. . . .

A visualização

> *"Tudo o que a mente concebe e acredita, ela pode obter."*
> *Napoléon Hill*

A visualização consiste em fazer-se uma imagem precisa do resultado desejado, imaginando sua concretização.

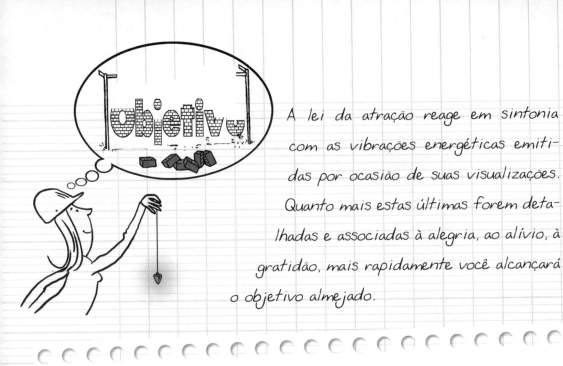

A lei da atração reage em sintonia com as vibrações energéticas emitidas por ocasião de suas visualizações. Quanto mais estas últimas forem detalhadas e associadas à alegria, ao alívio, à gratidão, mais rapidamente você alcançará o objetivo almejado.

Como visualizar:

1. Recorte imagens (de revistas ou outras) que refletem o que você deseja obter e cole-as em um quadro ou em uma grande cartolina branca. Pendure-as em um local onde regularmente você passa. Ao observar essas imagens, deixe-se levar pela alegria imaginada ao atingir o objetivo desejado.

2. Descreva em detalhes uma jornada perfeita, tal como a vislumbra, uma vez tendo alcançado seu objetivo. Comece assim: "Neste dia" (com a data estabelecida anteriormente em seu juramento), "estou feliz por ter..."

Releia esta carta diversas vezes, mergulhando na mesma felicidade que você experimentará quando esse dia chegar.

3. Exercite a sensação de bem-estar associada ao resultado desejado. Por exemplo: se você deseja mais meios financeiros, dê uma volta em uma loja chique e luxuosa, fazendo compras imaginárias, ou imagine-se passeando com o carro dos sonhos. Se desejar uma vida amorosa, visite lugares românticos, imaginando-se em companhia de sua "alma gêmea".

A maioria dos campeões olímpicos usa a visualização para preparar-se mentalmente para a vitória.

> *"Aquilo que você visualiza, também o materializa."*
> Dr. Denis Waitley

A visualização permite motivar-se mais para alcançar o objetivo. Além disso, ela permite guardar o objetivo sempre vivo na mente.

A importância do desprendimento

É necessário desejar ardentemente alcançar o próprio objetivo. É igualmente essencial desprender-se do resultado a fim de aproveitar melhor o momento presente.

Esse parece um objetivo aparentemente difícil de ser alcançado, mas possível. Saiba que sua felicidade não depende da finalidade, mas ela se encontra em você ao longo de todo o percurso. Aliás, uma vez alcançado um objetivo, outro irresistivelmente o atrairá. Sem perder realmente tempo celebrando e saboreando a vitória, dedique-se a novas conquistas, a novas metas.

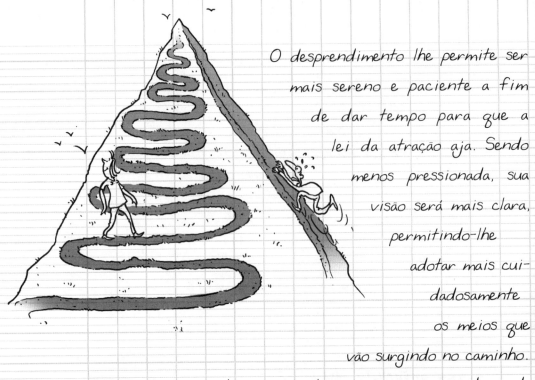

O desprendimento lhe permite ser mais sereno e paciente a fim de dar tempo para que a lei da atração aja. Sendo menos pressionada, sua visão será mais clara, permitindo-lhe adotar mais cuidadosamente os meios que vão surgindo no caminho.

Em geral, o caminho mais curto parece ser o que demanda mais esforços, tornando-se assim o mais custoso. A paciência também é exigida para que os resultados esperados surjam: um passo de cada vez...

É algo semelhante à pescaria: se, ao sentir um peixe beliscar a isca, afoitamente você puxa o anzol, corre o risco de perder sua presa. A falta de desapego, por sua vez, é um sinal de falta de confiança em si. Ficando preso aos resultados, você envia ondas constituídas de medo. Esse medo pode atrair o não desejado, não o sucesso esperado.

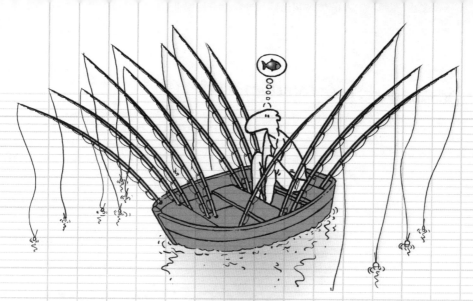

Depender ardentemente do resultado demonstra igualmente falta de confiança no "acaso". Quem lhe disse que aquilo que o espera não é ainda melhor do que aquilo que deseja?

> *Lembre-se:* aquilo a que você resiste persistirá. Se você prova um sentimento de mal-estar diante de uma situação (raiva, frustração...), pergunte-se "o que estou tentando neutralizar ou controlar?"

Sua felicidade não deve depender de seu resultado.
Do contrário, você estaria sempre ao seu encalço sem obtê-lo realmente. Além disso, a lei da atração funciona positivamente quando você já experimenta o contentamento em seu próprio íntimo. Caso contrário, ela atrai a carência que você tenta preencher.

Desapegar-se é também saber dizer "e daí?"

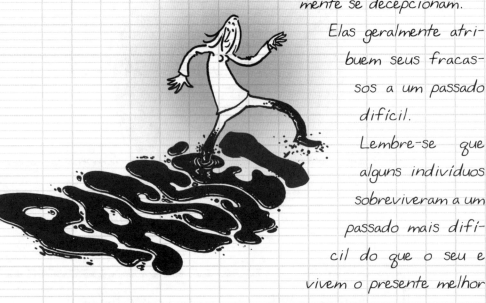

As pessoas que preveem o pior raramente se decepcionam.

Elas geralmente atribuem seus fracassos a um passado difícil.

Lembre-se que alguns indivíduos sobreviveram a um passado mais difícil do que o seu e vivem o presente melhor do que você.

Agarrar-se às experiências negativas passadas abaixa seu nível de energia. Você corre o risco de atrair para si aquilo que mais teme.

O passado não será o precursor do futuro se você não lhe der esse poder.

Deixando seu passado para trás, você se torna receptivo a muitas possibilidades positivas.

> "Você não se lembra do que aconteceu. O que você lembra torna-se o que aconteceu." John Green

Anote as experiências passadas que correm o risco de afetar diferentes domínios possíveis.

....

....

Como elas afetaram seu presente? Descreva as ideias negativas e os sentimentos negativos que envolveram essas experiências. **De que forma você se sente limitado por essas crenças e sentimentos?**

....

....

Dê a essa experiência uma conclusão positiva.

....

....

Espere o melhor

Viver no instante presente esperando o melhor é guardar em mente seu objetivo, desapegando-se do resultado: eis o equilíbrio que deve ser aperfeiçoado para você se tornar mestre no uso da lei da atração.

Viva na expectativa do melhor como se você já o tivesse alcançado.

Uma pessoa sadia não se preocupa o tempo todo se vai recuperar sua saúde.

Uma pessoa rica não fala continuamente em livrar-se das dívidas.

A pessoa que vive uma vida amorosa satisfatória não se pergunta a todo instante se vai encontrar sua alma gêmea.

Viva a cada instante como se já tivesse alcançado seu objetivo.

Viva a vida e aproveite aquilo que já tem. Na expectativa ditosa do resultado, você aumenta suas vibrações positivas e reduz as preocupações e dúvidas que podem atrapalhar seu sucesso.

Viva o momento presente

A melhor maneira de desapegar-se do resultado intencionado é viver o momento presente.

"O ontem é história. O amanhã é um mistério. E o hoje? O hoje é um presente. É por isso que o chamamos de presente." Babatunde Olatunji

> *Lembre-se:* você não pode mudar seu passado. Portanto, de nada lhe serve remoer seus pesares. Tampouco pode controlar seu futuro. O leque de possibilidades permanece aberto enquanto seus medos e dúvidas não o abalarem. Por consequência, de nada serve preocupar-se em demasia. É no presente que tudo se decide e que a lei da atração opera. Vivendo intensamente o seu presente, você pode perceber e beneficiar-se dos meios disponíveis para alcançar seus objetivos.

A melhor maneira de viver o momento presente é concentrar-se em suas ações atuais. Não se deixe tragar por seus hábitos cotidianos deixando de prestar atenção ao que faz, refletindo nas possíveis sombras vindouras ou mergulhando na dúvida e na angústia.

Acostume-se a se concentrar em cada um de seus gestos.

Para começar, programe um pequeno alarme, por exemplo, em seu celular. Soando em intervalos regulares, ele o lembrará de sempre estar focado no momento presente.

Quando você se concentra em suas ações, sua mente não tem tempo para divagar nas dúvidas. Além disso, você age mais diligentemente e com mais agilidade. Essa eficácia lhe permite completar mais rapidamente as etapas que o levam ao seu objetivo.

Você pode se reportar ao **Caderno de exercícios de atenção plena** de Ilios Kotsou (Vozes, 2017). A meditação também é um meio eficaz para desenvolver a concentração

Meditação

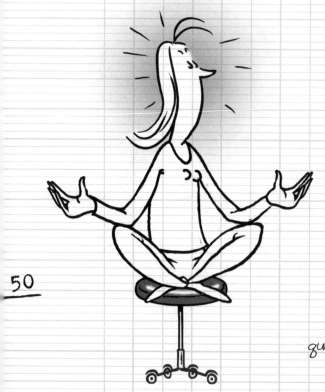

Tendo presente que os pensamentos têm o poder de se materializarem, é importante controlar mais seu fluxo assim como seu conteúdo.

Reduzindo o número de seus pensamentos, você escolhe os positivos e os que se identificam com os sonhos que deseja realizar.

A meditação lhe oferece a possibilidade de desacelerar o fluxo de seus pensamentos: seu tumulto interior. Ela lhe permite o desapego necessário. A meditação aumenta sua emergia positiva. Além disso, esvaziando sua mente, você cria um espaço essencial que permitirá que novas ideias criativas apareçam.

> *"Sem meditação, somos como um cego em um mundo de enorme beleza, cheio de luz e de cores."* Jiddu Krishnamurti

A meditação é, em sua essência, uma forma de concentração última. Existem várias formas, sendo essas mais simples:

Sente-se confortavelmente em um lugar calmo, seja em posição de ioga, seja sobre uma cadeira, com os dois pés ancorados no chão e coloque as mãos sobre os joelhos com as palmas voltadas para o céu.

Para começar, volte toda a sua atenção para a respiração, pensando unicamente em sua inspiração e expiração, prestando a menor atenção possível aos pensamentos que passam por sua mente.

Com o tempo e a prática, você vai conseguir se concentrar cada vez mais em seu silêncio interior.

Recomenda-se meditar vinte minutos por dia, mas pode-se começar com cinco minutos, preferencialmente ao acordar.

Se você tem uma agenda cheia, acorde um pouco mais cedo e isole-se em algum lugar que lhe propicie a paz e a tranquilidade necessárias.

Com o tempo, exercitando-se regularmente, você estará em condições de meditar em qualquer ocasião.

Praticando a meditação, você se exercita na prática de sua atenção. Isso o ajudará em todos os aspectos de sua vida.

Você se sentirá mais sereno e mais disposto a tomar sábias decisões. E, em melhores condições, de ouvir a sua voz interior.

Diga obrigado

A gratidão aumenta a energia positiva, indispensável para atrair mais coisas positivas em sua vida.

Quanto mais feliz você se sente, mais você atrairá coisas que o fazem feliz. Quando você sente gratidão por algo em particular, sua energia é idêntica à emitida pelo amor. E a energia produzida pelo amor é a mais intensa possível.

Procure coisas boas para apreciar e as encontrará em sempre maior número. Volte sua atenção para o que o torna mais feliz e esse tipo de experiência fortuita se reproduzirá.

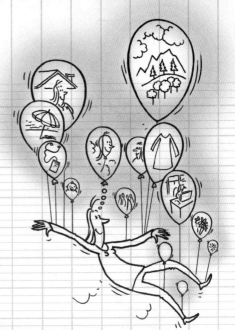

AQUILO SOBRE O QUAL VOLTAMOS NOSSA ATENÇÃO SE EXPANDE!.

Encontre razões de ser feliz em seu cotidiano, e assim as encontrará em sempre maior número em seu dia a dia.

Faça uma lista de 10 razões pelas quais você se sente agradecido (isso pode ser tão simples como, por exemplo, ter olhos para ler este texto, ter um teto para morar, roupas para vestir, saúde...). Releia essa lista frequentemente e aumente-a:

....

....

....

....

Aquilo de que nos lamuriamos reaparecerá rapidamente. Se sua concentração se ancora em algo deplorável (um defeito de alguém, as faturas a pagar, uma dor), você utiliza a lei da atração no sentido negativo e assim atrairá mais razões para se queixar.

Não volte a maior parte de sua atenção para as coisas que o incomodam. Aceitando uma situação como ela é, mais rapidamente você a contorna e mais facilmente você pode passar para outra etapa mais positiva.

Dirija sua atenção aos meios de remediar as confusões. Concentre-se naquilo que gosta e aprenda a perdoar.

Perdoar é dar-se uma parte da felicidade

A ação de perdoar eleva intensa e positivamente sua energia. Pense nisto: Como você se sente quando pensa em alguém que lhe fez algum mal: bem ou mal?

"O ressentimento é um veneno que bebemos pensando em matar nosso inimigo." Nelson Mandela

Muitas são as pessoas para as quais é inimaginável pensar em perdoar.
É importante compreender que o ato de perdoar

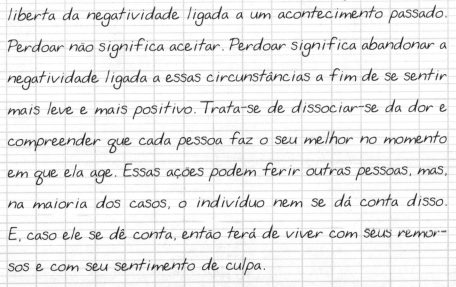

liberta da negatividade ligada a um acontecimento passado. Perdoar não significa aceitar. Perdoar significa abandonar a negatividade ligada a essas circunstâncias a fim de se sentir mais leve e mais positivo. Trata-se de dissociar-se da dor e compreender que cada pessoa faz o seu melhor no momento em que ela age. Essas ações podem ferir outras pessoas, mas, na maioria dos casos, o indivíduo nem se dá conta disso. E, caso ele se dê conta, então terá de viver com seus remorsos e com seu sentimento de culpa.

Quando você se recorda de um acontecimento deplorável, você o revive. Com efeito, a primeira vez que um determinado ato produziu um ferimento pode ter sido perpetrado por outra pessoa, mas, toda vez que você se lembra dele com ressentimento, é você mesmo quem produz seu próprio sofrimento.

Por outro lado, você aprendendo a se amar mais, acabará amando mais suas características. Por consequência, amará todas as experiências que o forjaram, da forma como você hoje é. Nessa ótica, mesmo os momentos considerados dolorosos fazem parte de sua vida. Saiba reconhecer e aprenda a agradecer por todas as experiências passadas que o construíram tal como você é hoje.

Aprenda a aceitar o conceito de que cada indivíduo tenta fazer o seu melhor com os conhecimentos de que dispõe naquele exato instante e, por consequência, que ele pode cometer erros que tiveram como resultado ferimentos dolorosos em você.

Saiba desenvolver também mais compaixão para consigo mesmo, aprenda a perdoar os próprios erros, as próprias escolhas e, às vezes, o fato de ter dado às pessoas o poder de feri-lo.

Às vezes o que nos deixa com mais raiva não é tanto o fato de alguém nos ter feito algum mal, mas a ideia de que nos deixamos enganar por alguém!

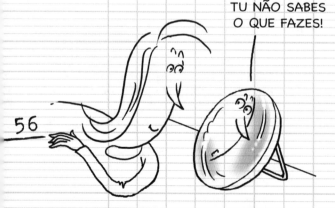

PERDOA-TE A TI MESMO. TU NÃO SABES O QUE FAZES!

Perdoar a todo mundo não é tarefa que se faz de uma só vez, tampouco em um único dia. Você pode começar por alguns problemas; depois, a cada dia, aumentar a dose de perdão. Escolha uma pessoa que lhe fez um desaforo de pouca monta e liberte-se da emoção negativa. Você pode se ajudar vasculhando o acontecido e extirpando somente as ações, sem acrescentar-lhes seus sentimentos. Em seguida, ofereça compaixão a essa pessoa aceitando o fato de que ela provavelmente fez o seu melhor sem qualquer intenção de magoá-lo. Se, por outro lado, uma pessoa parece ter-lhe causado um grande mal, aja então por etapas, desconstruindo cada elemento que deseja perdoar.

Escreva abaixo o nome de uma pessoa em relação à qual você alimenta algum ressentimento:

. . . .

Tente descobrir o benefício da ação dessa pessoa em sua vida, ou o que tal ação lhe ensinou de positivo:

. . . .

Escreva-lhe uma carta, não importando se a pessoa está viva ou morta. Você não precisa remeter-lhe esta carta. Escreva nela o que pretende perdoar-lhe e conclua dizendo:

"Eu te perdoo e me liberto".

Escolha uma ação que você fez e pela qual ainda se sente mal. Conscientize-se de ter feito, com a informação que estava à sua disposição naquele momento preciso, o seu melhor. Dado que desde então você sentiu uma evolução, retrospectivamente você pode julgar agora seu erro com mais informações e experiência. É normal dar-se conta, portanto, do próprio erro passado. Entretanto, foi justamente esse erro que lhe ensinou a lição, permitindo-lhe avançar na vida.

Quanto mais você se ama, menos suas escolhas estarão propensas a resultar em erros.

Perdoar significa oferecer mais amor a si mesmo.

Dar é receber

A melhor maneira de receber mais é doar-se mais. Se você tem necessidade de mais tempo, consagre-se mais tempo. Se você busca uma relação amorosa, ofereça amor ao seu próximo. Se você quer mais dinheiro, mostre-se caridoso dando alguma quantia a uma obra beneficente.

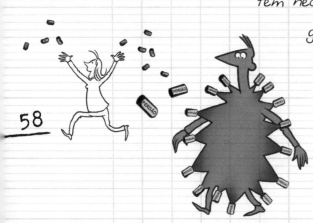

A generosidade é um ato de fé e um ato do coração.

Não ofereça nada se o fizer esperando algo em troca.

> *"A felicidade existe na terra e ela é obtida graças ao prudente exercício da razão, ao conhecimento da harmonia do Universo e à prática constante da generosidade."*
> *José Marti*

Oferecer generosa e incondicionalmente testemunha sua confiança na abundância do Universo. Seu subconsciente sabe que você não pode oferecer senão aquilo do qual está certo de que jamais lhe fará falta.

A partir do momento em que sente medo da falta de alguma coisa, você passa a atraí-la para si. A partir do momento em que você doa generosamente, passa a testemunhar sua confiança e, por consequência, a atrair para si outras razões de ser confiante.

Se você não oferece amor por medo de ser ferido, provavelmente será ferido. Se você tem medo de passar por necessidades, provavelmente cairá na necessidade.

Sendo generoso, você atrairá a generosidade, não somente das pessoas ao seu redor, mas do Universo inteiro.

Além disso, a generosidade aumenta a vibração positiva, atraindo para a sua própria vida mais elementos positivos. Generosidade também se transmite, e isso significa oferecer esses ensinamentos aos próprios filhos a fim de que, desde a mais tenra idade, eles desenvolvam o poder de atrair o melhor.

O Universo é abundante e pode responder às necessidades de cada um. Cada indivíduo é diferente naquilo que deseja obter, e há espaço para todos.

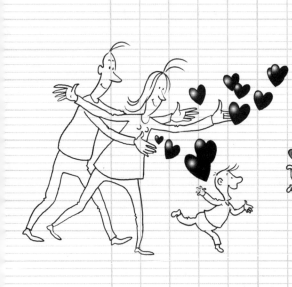

Não limite os sonhos de seus filhos por medo de que eles se decepcionem ou se machuquem. Não os rotule desde a sua mais tenra infância sem oferecer-lhes a possibilidade de se desenvolverem. Não lhes delineie caminhos que você gostaria de ter trilhado. Saiba amá-los incondicionalmente, oferecendo-lhes esse amor que lhes dará a liberdade de escolherem seu próprio destino com o máximo de instrumentos à mão a fim de serem bem-sucedidos. Trilhando os caminhos de seu próprio sucesso, tente auxiliar os outros nessa caminhada. Ofereça seus ensinamentos positivos aos seus semelhantes e ao planeta inteiro.

Você está agora mais bem-equipado para atrair o melhor para si, utilizando positivamente a lei da atração.

Se você sabe o que quer, se tem confiança em si mesmo e no Universo, se busca voltar-se para seu objetivo e persevera apesar dos obstáculos, se guarda em mente seu objetivo desapegando-se do resultado final a fim de poder aproveitar melhor o momento presente, se é receptivo às oportunidades que se apresentam, então você vai se tornar o artífice de sua própria vida.

Você está na via do sucesso e tem o poder e o dever de ser feliz e de atrair o melhor para a sua vida!

Lembre-se: o melhor que você pode fazer é dar do seu melhor!

Para certificar-se de que está na via do sucesso, **responda às seguintes** questões. Se você sente que ainda tem muito trabalho a fazer, não se preocupe; o domínio da lei da atração não acontece do dia para a noite. Sempre que precisar retorne às seções deste livro que se referem a esse tema.

1 - Você já anotou as qualidades que admira em si mesmo?

sim ☐ não ☐

2 - Você tem o máximo de apreço e confiança em si mesmo?

sim ☐ não ☐

3 - Você já definiu um objetivo claro e preciso para alcançar, e em prazo razoável?

sim ☐ não ☐

4 - Você já estabeleceu um plano de ação, já iniciou a primeira etapa, por ordem de prioridade em sua lista?

sim ☐ não ☐

5 - Você já começou a meditar ao menos cinco minutos por dia?

sim ☐ não ☐

6 - Você já começou a perdoar seus erros passados, bem como os dos outros?

sim ☐ não ☐

7 - Você já elaborou sua lista de agradecimentos?

sim ☐ não ☐

8 - Você brilhou por ter sido generoso?

sim ☐ não ☐

Este caderno de exercícios foi concebido para oferecer-lhe os ensinamentos essenciais na utilização da lei da atração. Retorne regularmente a ele para se manter na via de seu sucesso.

Decida o que você quer, acredite em poder obtê-lo, creia merecê-lo. Acredite que isso é possível, que ele está ao seu alcance! Feche os olhos, todos os dias, por vários minutos, e medite. Sinta-se desde já vitorioso, e sonhe com expectativas sempre mais felizes. Todo dia agradeça o que lhe acontece. Confie no Universo sem perder a esperança de atrair para si o melhor.

ESTE É O PRIMEIRO PASSO PARA O RESTO DE SUA VIDA.

Referências

CANFIELD, J. *Le succèss selon Jack*. Éditions Un Monde Differént.

HICKS, E. & HICKS, J. *La loi de l'attraction*. Éditions G. Trédaniel.

HILL, N. & STONE, C. *Le succèss par la pensée constructive*. Éditions de l'Homme.

RAQUIN, B. *Choisir ses emotions*. Éditions Jouvence.

Coleção Praticando o Bem-estar
Selecione sua próxima leitura

- ☐ Caderno de exercícios para aprender a ser feliz
- ☐ Caderno de exercícios para saber desapegar-se
- ☐ Caderno de exercícios para aumentar a autoestima
- ☐ Caderno de exercícios para superar as crises
- ☐ Caderno de exercícios para descobrir os seus talentos ocultos
- ☐ Caderno de exercícios de meditação no cotidiano
- ☐ Caderno de exercícios para ficar zen em um mundo agitado
- ☐ Caderno de exercícios de inteligência emocional
- ☐ Caderno de exercícios para cuidar de si mesmo
- ☐ Caderno de exercícios para cultivar a alegria de viver no cotidiano
- ☐ Caderno de exercícios e dicas para fazer amigos e ampliar suas relações
- ☐ Caderno de exercícios para desacelerar quando tudo vai rápido demais
- ☐ Caderno de exercícios para aprender a amar-se, amar e – por que não? – ser amad(a)
- ☐ Caderno de exercícios para ousar realizar seus sonhos
- ☐ Caderno de exercícios para saber maravilhar-se
- ☐ Caderno de exercícios para ver tudo cor-de-rosa
- ☐ Caderno de exercícios para se afirmar e – enfim – ousar dizer não
- ☐ Caderno de exercícios para viver sua raiva de forma positiva
- ☐ Caderno de exercícios para se desvencilhar de tudo o que é inútil
- ☐ Caderno de exercícios de simplicidade feliz
- ☐ Caderno de exercícios para viver livre e parar de se culpar
- ☐ Caderno de exercícios dos fabulosos poderes da generosidade
- ☐ Caderno de exercícios para aceitar seu próprio corpo
- ☐ Caderno de exercícios de gratidão
- ☐ Caderno de exercícios para evoluir graças às pessoas difíceis
- ☐ Caderno de exercícios de atenção plena
- ☐ Caderno de exercícios para fazer casais felizes

- ☐ Caderno de exercícios para aliviar as feridas do coração
- ☐ Caderno de exercícios de comunicação não verbal
- ☐ Caderno de exercícios para se organizar melhor e viver sem estresse
- ☐ Caderno de exercícios de eficácia pessoal
- ☐ Caderno de exercícios para ousar mudar a sua vida
- ☐ Caderno de exercícios para praticar a lei da atração
- ☐ Caderno de exercícios para gestão de conflitos
- ☐ Caderno de exercícios do perdão segundo o Ho'oponopono
- ☐ Caderno de exercícios para atrair felicidade e sucesso
- ☐ Caderno de exercícios de Psicologia Positiva
- ☐ Caderno de exercícios de Comunicação Não Violenta
- ☐ Caderno de exercícios para se libertar de seus medos
- ☐ Caderno de exercícios de gentileza
- ☐ Caderno de exercícios de Comunicação Não Violenta com as crianças
- ☐ Caderno de exercícios de espiritualidade simples como uma xícara de chá
- ☐ Caderno de exercícios para praticar o Ho'oponopono
- ☐ Caderno de exercícios para convencer facilmente em qualquer situação
- ☐ Caderno de exercícios de arteterapia
- ☐ Caderno de exercícios para se libertar das relações tóxicas
- ☐ Caderno de exercícios para se proteger do Burnout graças à Comunicação Não Violenta
- ☐ Caderno de exercícios de escuta profunda de si
- ☐ Caderno de exercícios para desenvolver uma mentalidade de ganhador
- ☐ Caderno de exercícios para ser sexy, zen e feliz
- ☐ Caderno de exercícios para identificar as feridas do coração
- ☐ Caderno de exercícios de hipnose
- ☐ Caderno de exercícios para sair do jogo vítima, carrasco, salvador
- ☐ Caderno de exercícios para superar um fracasso

Este caderno de exercícios foi concebido para oferecer-lhe os ensinamentos essenciais na utilização da lei da atração. Retorne regularmente a ele para se manter na via de seu sucesso.

Decida o que você quer, acredite em poder obtê-lo, creia merecê-lo. Acredite que isso é possível, que ele está ao seu alcance! Feche os olhos, todos os dias, por vários minutos, e medite. Sinta-se desde já vitorioso, e sonhe com expectativas sempre mais felizes. Todo dia agradeça o que lhe acontece. Confie no Universo sem perder a esperança de atrair para si o melhor.

ESTE É O PRIMEIRO PASSO PARA O RESTO DE SUA VIDA.

Referências

CANFIELD, J. *Le succèss selon Jack*. Éditions Un Monde Differént.
HICKS, E. & HICKS, J. *La loi de l'attraction*. Éditions G. Trédaniel.
HILL, N. & STONE, C. *Le succèss par la pensée constructive*. Éditions de l'Homme.
RAQUIN, B. *Choisir ses emotions*. Éditions Jouvence.

Coleção Praticando o Bem-estar
Selecione sua próxima leitura

- ❑ Caderno de exercícios para aprender a ser feliz
- ❑ Caderno de exercícios para saber desapegar-se
- ❑ Caderno de exercícios para aumentar a autoestima
- ❑ Caderno de exercícios para superar as crises
- ❑ Caderno de exercícios para descobrir os seus talentos ocultos
- ❑ Caderno de exercícios de meditação no cotidiano
- ❑ Caderno de exercícios para ficar zen em um mundo agitado
- ❑ Caderno de exercícios de inteligência emocional
- ❑ Caderno de exercícios para cuidar de si mesmo
- ❑ Caderno de exercícios para cultivar a alegria de viver no cotidiano
- ❑ Caderno de exercícios e dicas para fazer amigos e ampliar suas relações
- ❑ Caderno de exercícios para desacelerar quando tudo vai rápido demais
- ❑ Caderno de exercícios para aprender a amar-se, amar e – por que não? – ser amad(a)
- ❑ Caderno de exercícios para ousar realizar seus sonhos
- ❑ Caderno de exercícios para saber maravilhar-se
- ❑ Caderno de exercícios para ver tudo cor-de-rosa
- ❑ Caderno de exercícios para se afirmar e – enfim – ousar dizer não
- ❑ Caderno de exercícios para viver sua raiva de forma positiva
- ❑ Caderno de exercícios para se desvencilhar de tudo o que é inútil
- ❑ Caderno de exercícios de simplicidade feliz
- ❑ Caderno de exercícios para viver livre e parar de se culpar
- ❑ Caderno de exercícios dos fabulosos poderes da generosidade
- ❑ Caderno de exercícios para aceitar seu próprio corpo
- ❑ Caderno de exercícios de gratidão
- ❑ Caderno de exercícios para evoluir graças às pessoas difíceis
- ❑ Caderno de exercícios de atenção plena
- ❑ Caderno de exercícios para fazer casais felizes
- ❑ Caderno de exercícios para aliviar as feridas do coração
- ❑ Caderno de exercícios de comunicação não verbal
- ❑ Caderno de exercícios para se organizar melhor e viver sem estresse
- ❑ Caderno de exercícios de eficácia pessoal
- ❑ Caderno de exercícios para ousar mudar a sua vida
- ❑ Caderno de exercícios para praticar a lei da atração
- ❑ Caderno de exercícios para gestão de conflitos
- ❑ Caderno de exercícios do perdão segundo o Ho'oponopono
- ❑ Caderno de exercícios para atrair felicidade e sucesso
- ❑ Caderno de exercícios de Psicologia Positiva
- ❑ Caderno de exercícios de Comunicação Não Violenta
- ❑ Caderno de exercícios para se libertar de seus medos
- ❑ Caderno de exercícios de gentileza
- ❑ Caderno de exercícios de Comunicação Não Violenta com as crianças
- ❑ Caderno de exercícios de espiritualidade simples como uma xícara de chá
- ❑ Caderno de exercícios para praticar o Ho'oponopono
- ❑ Caderno de exercícios para convencer facilmente em qualquer situação
- ❑ Caderno de exercícios de arteterapia
- ❑ Caderno de exercícios para se libertar das relações tóxicas
- ❑ Caderno de exercícios para se proteger do Burnout graças à Comunicação Não Violenta
- ❑ Caderno de exercícios de escuta profunda de si
- ❑ Caderno de exercícios para desenvolver uma mentalidade de ganhador
- ❑ Caderno de exercícios para ser sexy, zen e feliz
- ❑ Caderno de exercícios para identificar as feridas do coração
- ❑ Caderno de exercícios de hipnose
- ❑ Caderno de exercícios para sair do jogo vítima, carrasco, salvador
- ❑ Caderno de exercícios para superar um fracasso